T_c25
51

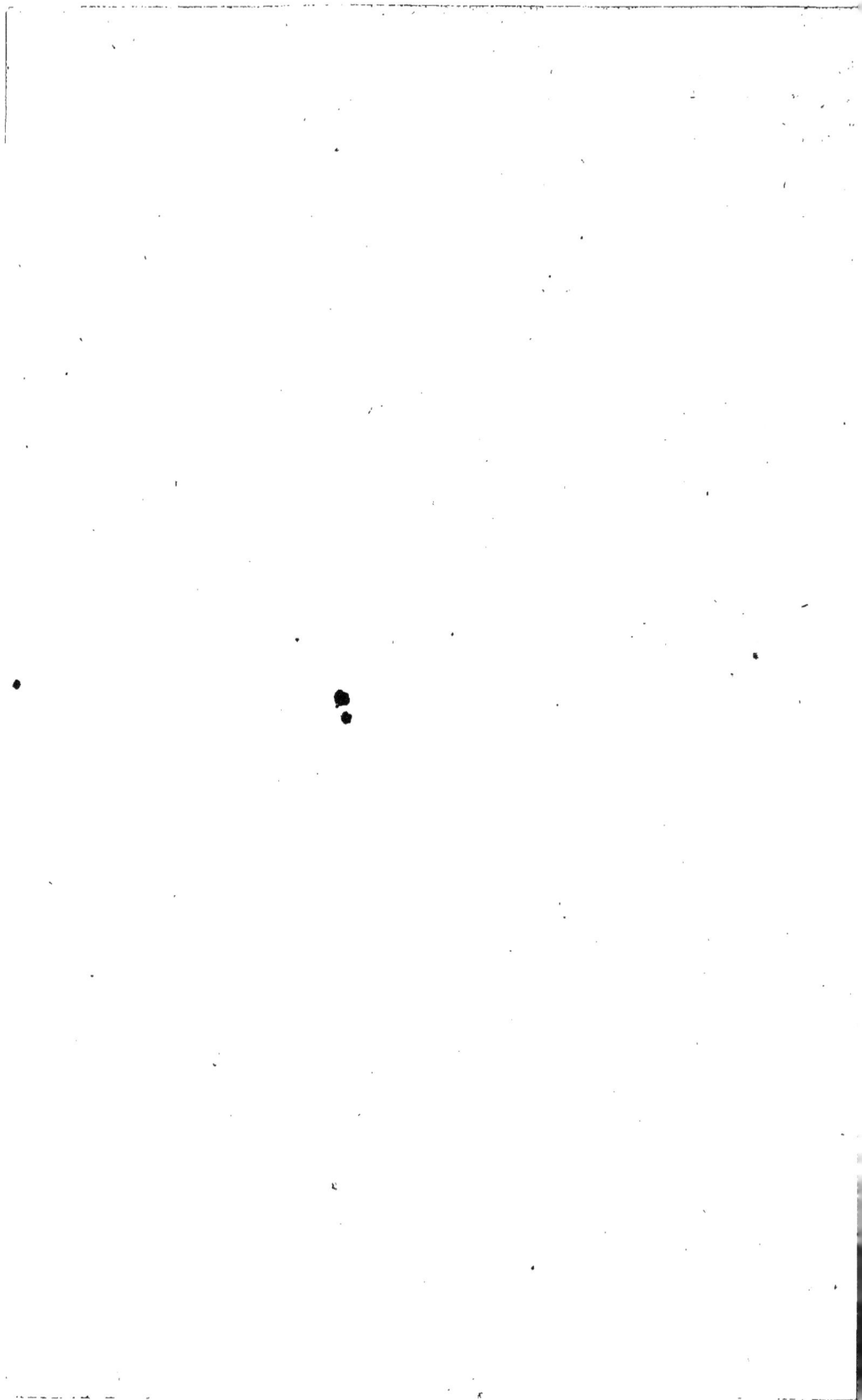

DE L'EMMAGASINEMENT

ET

DE LA SALUBRITÉ DES EAUX DE PARIS,

PAR M. E. BOUCHUT,

Professeur agrégé de la Faculté de médecine, médecin de l'hôpital Ste-Eugénie,
chevalier de la Légion d'honneur,
membre de la Société anatomique, de la Société de biologie,
de la Société médicale de Dresde, etc

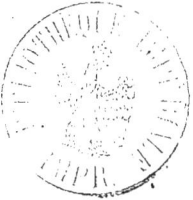

———◦◦———

PARIS

TYPOGRAPHIE DE HENRI PLON

IMPRIMEUR DE L'EMPEREUR

RUE GARANCIÈRE, 8.

—

1861

OUVRAGES DE L'AUTEUR.

1° Traité de pathologie générale et de séméiologie, orné de planches d'anatomie pathologique générale, intercalées dans le texte. 1 vol. in-8° de 1060 pages, 1857.

2° Traité des maladies du nouveau-né, des enfants à la mamelle et de la seconde enfance, 4° édit., 1 vol. in-8° de 912 pages, 1861.

3° De l'état nerveux ou *nervosisme*, névrose confondue avec l'hystérie et l'hypocondrie, 1 vol. in-8°, 1860.

4° Traité des signes de la mort et des moyens d'empêcher les inhumations précipitées, couronné par l'Institut, 1 vol., 1849.

5° Mémoire sur la fièvre puerpérale, couronné par la Faculté de médecine, *Gazette médicale*, 1844, p. 85.

6° Mémoire sur la *phlegmatia alba dolens*, couronné par la Faculté de médecine, *Gazette médicale*, 1844, p. 289.

7° Mémoire sur la coagulation du sang veineux dans les cachexies et dans les maladies chroniques, *Gazette médicale*, 1845, p. 241.

8° Thèse sur les maladies virulentes, concours de l'agrégation en 1847.

9° Mémoire sur les maladies contagieuses, *Gazette médicale*, 1848.

10° De la contagion nerveuse, *lu à l'Académie de médecine*, 1861.

11° Observations sur les bruits du cœur dans le choléra, *Gazette médicale*, 1849.

12° Mémoire sur le choléra des femmes enceintes, *Gazette médicale*, 1849.

13° Mémoire sur la transmission de la syphilis des nouveau-nés à leurs nourrices, *Gazette médicale*, 1850.

14° Mémoire sur les hémorrhagies intestinales des nouveau-nés et des enfants à la mamelle, 1851.

15° Mémoire sur l'hygiène et l'industrie de la peinture à l'oxyde de zinc, *Annales d'hygiène*, 1852.

16° Des méthodes de classification en nosologie : Thèse de concours, 1853.

17° Mémoire sur les fistules pulmonaires cutanées, *Gazette médicale*, 1854.

18° Mémoire sur l'ulcération et l'oblitération de l'orifice des conduits lactifères dans leurs rapports avec la pathologie du sein et l'hygiène des nouveau-nés, 1854.

19° Nouvelle étude sur le croup, *Union médicale*, 1859.

20° De la vie et de ses attributs, (*Sous presse.*)

DE L'EMMAGASINEMENT

ET

DE LA SALUBRITÉ DES EAUX DE PARIS,

LU A L'ACADÉMIE DES SCIENCES.

Le pain et l'eau sont deux sources de bien-être matériel et de prospérité publique dont l'administration cherche toujours à assurer l'abondance et la pureté. Elles ne doivent être l'objet d'aucun soupçon dans l'esprit des masses, et de nombreux exemples attestent combien l'imagination populaire est prompte à s'effrayer sur ce point. Tout ce que la science peut faire pour seconder l'administration dans ses efforts, il est de son devoir de le faire, et c'est dans ce but que je propose différentes améliorations à introduire dans le mode de distribution des eaux de Paris.

De nombreux mémoires ont été publiés, soit en France, soit à l'étranger, pour faire connaître les principes du choix et de la distribution des eaux potables. Il n'y a pas longtemps encore que, dans des travaux fort remarquables, MM. Henry Boutron, Boudet et Poggiale, etc., ont fait part de leurs analyses sur la composition de ces eaux. Mais en dehors de la composition chimique d'une eau, de la variation de ses éléments suivant les crues et le lieu de puisement, il y a des recherches intéressantes à faire sur l'*emmagasinement des eaux et sur les altérations qu'elles peuvent quelquefois éprouver* dans leurs réservoirs par la stagnation, l'influence de l'air et de la chaleur.

Le choix des eaux, leur conservation, leur distribution, leur influence sur la santé générale, sont donc pour une ville des choses de première importance, et, en ce qui concerne Paris, elles présentent dans leurs détails quelques particularités pleines d'intérêt.

Dans un excellent mémoire intitulé *Du choix et de la distri-*
bution des eaux dans une ville, mon savant confrère M. Guérard
résume en ces termes les qualités d'une eau potable : « Elle doit
» être limpide, tempérée en hiver, fraîche en été, inodore, d'une
» saveur agréable; elle doit dissoudre le savon sans grumeaux,
» être propre à la cuisson des légumes ; elle doit tenir en disso-
» lution une proportion convenable d'air, d'acide carbonique et
» de substances minérales ; enfin, elle doit être exempte de ma-
» tières organiques. »

Si telles doivent être les eaux potables, et cela d'après l'auto-
rité la plus compétente qu'on puisse choisir, voyons ce que sont
les eaux de Paris.

Les conduites qui amènent l'eau chez moi y apportent par
moments de l'eau trouble, chaude en été, tellement remplie
d'impuretés, d'infusoires vivants et de matières organiques, que
mes filtres en sont fréquemment obstrués. J'ai voulu remonter à
la cause de cet inconvénient ; j'ai recherché de quelle source me
venait cette eau, et j'ai été aussi amené à m'enquérir de toutes
les provenances et de tous les réservoirs d'eau de Paris. Cette
étude m'a démontré que si la qualité des eaux est bonne, il
y a dans leur mode de distribution quelque chose qui laisse à
désirer, qui favorise le développement des matières organiques,
et qui appelle le contrôle de l'hygiène.

Loin de moi l'idée de mettre en doute le zèle ou la vigilance
de l'administration, qui fait au contraire tous ses efforts pour
assurer le service des eaux de Paris ; mais le zèle qui n'est pas
éclairé par la science peut quelquefois se tromper, et ce sont de
simples observations scientifiques, pouvant avoir une applica-
tion importante, que je suis venu présenter ici.

Nous employons à Paris des eaux de source et de rivière.
Celles-ci sont les eaux de la Seine et du canal de l'Ourcq ; les
eaux de source viennent d'Arcueil, des Prés Saint-Gervais en pe-
tite quantité, et des profondeurs du puits de Grenelle, en atten-
dant que le puits de Passy veuille bien nous donner les siennes.
D'après M. Guérard (mémoire déjà cité), il y en a environ
67 litres par jour en moyenne pour chaque habitant, proportion bien au-dessous de celle qu'il faudrait avoir, et qui doit
être une moyenne de 100 à 200 litres. Ces chiffres, antérieurs

au décret d'accroissement de Paris et publiés en 1852, sont évidemment la représentation d'une moyenne encore plus faible aujourd'hui, et c'est pour obvier à cette pénurie, que tant de travaux se préparent actuellement, dans le but d'augmenter le volume d'eau nécessaire à la population.

Ce que j'ai à dire ne concerne en rien la quantité moyenne d'eau à donner aux habitants, ni la composition de ces eaux en elles-mêmes. Tout ce qu'on pourrait dire à cet égard a été dit, et les analyses multipliées, faites par plusieurs savants chimistes, MM. Henry Boutron, Boudet et Poggiale, ne laissent rien à désirer.

Je me bornerai donc à de courtes observations sur l'emmagasinement des eaux, sur leur altération dans les réservoirs, et sur les moyens d'y remédier. Quant à l'influence de ces altérations sur la santé, outre qu'elles ne sont pas très-sensibles, je les indiquerai sommairement et sans détails. En pareille matière il me semble qu'on ne saurait apporter trop de réserve dans l'exposition des faits. Il suffit d'indiquer l'altération possible de l'eau dans ses réservoirs pour faire comprendre qu'il y a là une amélioration à introduire, et il est inutile de rien ajouter pour faire croire à l'existence de dangers qui n'existent pas et dont la crainte pourrait exagérer la portée.

Si l'Académie veut bien me le permettre, je lui raconterai le résultat de mes visites dans les bassins et réservoirs de la ville, d'où l'eau descend par de nombreuses conduites dans les bornes-fontaines de la rue et dans les robinets de nos habitations.

Réservoirs Racine (1). — Les réservoirs Racine, construits par M. Mary il y a une vingtaine d'années, se trouvent dans la rue de ce nom. Ils sont à découvert, au nombre de trois, entourés d'habitations, les unes sans ouverture, les autres avec des fenêtres, à peine éloignées de six pieds, d'où on peut jeter des ordures dans le premier bassin.

Au moment de ma visite, il s'y trouvait des morceaux de papier flottant à la surface.

_____

(1) Visite par un temps chaud, orageux, et par le soleil.

D'un autre côté des bassins existent des arbres d'où tombent des feuilles, des graines et une quantité de chenilles.

Sur une autre face et à peu de distance, existe la cheminée d'une machine à vapeur, d'où retombent des masses de suie flottant à la surface de l'eau.

Ces bassins sont vidés tous les trois mois pour être nettoyés, et alors on trouve au fond une couche d'algues filamenteuses, noirâtres, épaisses de 4 à 5 centimètres. Les parois sont également salies par un dépôt assez épais. L'eau de ces bassins est souvent recouverte de masses brun-jaunâtre quelquefois très-abondantes, et que le trop-plein enlève naturellement par les conduits de sortie.

Ces masses sont composées d'infusoires végétaux et d'animalcules en grand nombre mélangés à des détritus végétaux et à des matières salines amorphes.

L'eau, qui a une profondeur de 4 mètres, paraît sale, surtout sur les parois, et elle tient en suspension par moments des myriades de particules jaunâtres qui lui donnent l'apparence d'une émulsion épaisse semblable à de la boue. En retirant un seau de cette eau, on voit qu'elle est remplie d'êtres vivants.

Réservoirs du Panthéon (1). — Les réservoirs du Panthéon, au nombre de deux, également construits par M. Mary, sont à ciel ouvert et ont 4 mètres de profondeur, isolés de toute habitation. Leur eau paraît plus pure et n'est salie par aucune. immondice du voisinage. On les nettoie tous les trois mois, et l'on en retire une couche d'algues assez épaisse. Il en existe quelquefois, mais rarement, à la surface, et elles s'en vont avec le trop-plein. L'eau tient souvent en suspension une innombrable quantité d'êtres vivants qu'on prend à la cuillerée comme dans un potage. Il s'y développe quelquefois des poissons dont les germes ont dû traverser les corps de pompe de la machine de Chaillot pour remonter dans les bassins. On y a trouvé un poisson qui pesait plus d'une demi-livre, et qui a été remis à l'ingénieur.

Au-dessous de ces bassins, sous les voûtes qui les portent, existe un troisième réservoir couvert, qui reçoit le trop-plein

(1) Visite par un temps orageux, très-chaud, et au soleil.

des bassins de l'Observatoire, alimentés par l'eau d'Arcueil. Placée à une température assez basse et sans jamais recevoir l'action solaire, l'eau qui s'y trouve est d'une limpidité parfaite, très-pure, sans aucun corps en suspension. Elle laisse déposer un peu de sulfate de chaux au fond des bassins, sous forme d'une couche blanchâtre peu épaisse.

Réservoirs Saint-Victor (1). — Il y a ici deux réservoirs placés à découvert, entourés de petits jardins et d'habitations peu éloignées. Ils ont été construits par M. Mallet. Leur eau se couvre assez souvent de moisissures qu'emporte le courant lorsque le bassin est trop plein ; elle est assez sale, et tient en suspension une immense quantité d'êtres vivants beaucoup plus petits que ceux du réservoir du Panthéon. On les nettoie tous les trois mois.

Réservoirs de l'Observatoire (2). — Ici les réservoirs sont couverts et placés au-dessous du sol. Il y en a quatre petits, peu profonds, très-anciens, et un tout moderne, fort étendu, construit par M. Mary.

Alimentés par un aqueduc de quatre lieues partant de Longy, ils sont remplis par une eau de source connue sous le nom d'Arcueil. Cette eau a la limpidité du cristal ; rien n'en trouble la pureté, et elle ne renferme jamais aucun infusoire végétal ou animal. Elle n'a d'autre inconvénient que de déposer au fond des bassins une couche blanchâtre peu épaisse de sulfate de chaux. Franche et agréable au goût, sa saveur est moins douce que celle des eaux de l'Ourcq et de la Seine contenues dans d'autres réservoirs ; mais au moins c'est de l'eau claire.

Ces eaux sont tellement calcaires, que d'anciens conduits de terre cuite ayant 20 centimètres de diamètre se sont, au bout d'une centaine d'années, incrustés d'une couche de sulfate de chaux épaisse de 6 centimètres.

Réservoirs de la rue de Vaugirard (3). — On trouve ici deux réservoirs découverts, entourés d'usines ayant huit cheminées à

(1) Visite par un temps chaud, orageux, et sous le soleil.
(2) Visite par un temps chaud, orageux, et plein soleil.
(3) Visite au soleil, par un temps orageux.

vapeur, d'où s'échappent des flocons de suie qui tombent sur l'eau. Ils n'ont pas été nettoyés depuis le mois d'octobre 1860, c'est-à-dire depuis sept mois. Leur eau est assez sale, et tient en suspension un très-grand nombre d'animalcules extrêmement petits.

Par moments, il y en a de beaucoup plus volumineux, et en telle proportion, qu'ils passent par les conduits allant dans la cuisine des gardiens. C'est à ce point que, n'ayant point de fontaine à filtre, et prenant ainsi leur eau du réservoir, ils sont obligés de la passer sur un linge quand ils veulent boire sans manger. On y trouve quelquefois un assez grand nombre de petits poissons.

Réservoirs de Passy (1). — Placés auprès de l'ancienne barrière des Bassins, ces réservoirs, par leur mode de construction et par leur étendue, sont les plus beaux de la capitale. C'est M. Bellegrand qui les a construits. Ils sont au nombre de cinq et alimentés par la pompe à feu de Chaillot. Trois d'entre eux sont couverts, abrités contre la poussière et les rayons du soleil ; les deux autres sont à découvert.

Parmi ceux qui sont fermés, il y en a deux l'un sur l'autre et l'on y descend par des escaliers en fonte. Le plus superficiel n'est recouvert que d'un plafond peu épais, mince de 10 centim., blanchi au dehors pour refléter les rayons solaires ; mais cette couverture n'est pas assez épaisse pour protéger l'eau contre la chaleur, et dans l'été, lorsqu'on pénètre dans ce bassin à moitié vide, il règne une chaleur étouffante et une odeur infecte.

Le troisième réservoir couvert se trouve au-dessous du quatrième, dont l'eau est exposée à toutes les impuretés d'une cheminée de machine à vapeur voisine. A côté se trouve le cinquième, également découvert.

L'eau des bassins fermés est assez claire et ne se recouvre presque jamais d'algues ni de moisissures. Elle ne renferme que très-peu de *cypris*. Son dépôt est peu abondant, mais elle s'échauffe très-facilement et exhale quelquefois une assez mauvaise odeur.

_____

(1) Visite par un temps chaud, le soir, après le coucher du soleil.

Des deux bassins ouverts, l'un a l'eau assez belle, n'ayant que
fort peu de moisissures ou d'animalcules. L'autre, au contraire,
a une eau salie par une grande quantité de moisissures noirâtres comme des excréments, qui montent à la surface lorsqu'il
fait sec, tombent au fond quand il pleut, ou s'écoulent avec le
trop-plein du bassin. Il renferme une telle quantité d'animalcules que l'eau en est trouble.

Ces bassins ne sont vidés et nettoyés que deux fois
par an.

Réservoir de Monceau (1). — A la barrière Monceau se trouve
un vaste réservoir alimenté par les eaux du canal de l'Ourcq.
On le met à sec deux fois par an pour le nettoyer. Son eau est
belle, engendre peu de moisissures ni d'animalcules ; au fond
existe un dépôt de vase épais de 6 à 8 centimètres.

Réservoirs Popincourt (2). — Ici, dans l'enceinte même de l'a-
battoir, existent trois réservoirs, dont deux couverts alimentés
par les eaux des prés Saint-Gervais et uniquement destinés à la
consommation de l'établissement pour le lavage des dalles. Le
troisième, fort petit, découvert, est alimenté par les eaux de la
Seine et fournit une partie de la ville. On les nettoie à peine
deux fois l'an. Les eaux de ceux qui sont couverts sont impro-
pres à la boisson, à moins d'être mélangées d'eau de Seine. Elles
sont assez claires, salissent peu les parois des réservoirs, se couvrent rarement de moisissures, et ne renferment pas d'animalcules ni de crustacés.

Dans le troisième réservoir, au contraire, dont les eaux sont
exposées à la lumière et à la chaleur, il y a de nombreuses moisissures et des masses incalculables de petits crustacés, qui sor-
tent dès qu'on ouvre un robinet inférieur placé dans la cour de
l'abattoir. Cela varie selon le temps. Parfois il en sort une telle
quantité qu'on reçoit l'eau sur un linge propre, en guise de ta-
mis, pour leur barrer le passage et pouvoir employer cette eau
dans le ménage pour savonner ou laver les légumes.

Dans quelques cas, il n'y en a pas de petits, et, au contraire,
il s'en échappe de très-volumineux, cinq ou six dans un seau

(1) Visité en été, le soir, après le coucher du soleil.
(2) Visite en été par un temps frais, couvert.

d'eau. C'est ainsi que j'ai recueilli ceux que j'ai l'honneur de vous présenter.

Au microscope, les moisissures recueillies à la surface de l'eau renferment un grand nombre de navicules, de paramécées, de matières calcaires amorphes et d'innombrables détritus organiques de crustacés.

Dans cette inspection des différents bassins de la ville et dans l'examen des eaux que des conduites de fonte distribuent ensuite dans Paris, il y a deux remarques à faire : la première est relative *aux eaux*, et la seconde *aux bassins*.

1° *Des eaux*. — Les eaux montées par les pompes de Chaillot, de la Gare, etc., ou conduites par des aqueducs et des forages souterrains, présentent des caractères tout différents en été et en hiver. Les analyses publiées par M. Poggiale dans le *Journal de pharmacie* en sont la preuve. Dès que les chaleurs se font sentir, et dans l'arrière-saison, elles s'altèrent beaucoup, mais d'une façon différente, selon leur provenance, et dans chaque réservoir, selon qu'il est couvert ou découvert.

Elles présentent habituellement en été, à cette époque par exemple, des altérations de *température*, de limpidité et de composition importantes. Elles sont chaudes et ont de 22 à 30 degrés. M. Coste, dans une communication récente à l'Institut, dit même leur avoir trouvé 35 degrés centigrades. On sait qu'à cette température elles ont une influence fâcheuse sur les voies digestives, influence que M. Guérard, dans sa thèse et dans son article du *Dictionnaire de médecine,* a décrite en ces termes :

« L'eau tempérée prise en excès pendant les repas ou dans
» leur intervalle jette les organes digestifs dans une atonie re-
» marquable, particulièrement pendant l'été, lorsque le corps
» est déjà épuisé par les sueurs abondantes qui le couvrent; les
» fonctions gastriques et intestinales ne s'exercent plus qu'in-
» complétement; alors les aliments sont rejetés par le vomisse-
» ment, qui persiste après leur entière expulsion, et des flux
» dyssentériques se manifestent; quelquefois divers phénomènes,
» tels que crampes, viennent s'y joindre, et l'ensemble de tous
» ces symptômes offre une certaine ressemblance avec le cho-
» léra. »

Elles ont perdu leur *limpidité* par suite de la suspension d'algues, de matières salines, de détritus organiques, et quelquefois d'une grande quantité d'êtres vivants que je vais maintenant faire connaître.

On trouve souvent dans ces eaux , à la surface, quand il fait chaud, sur les bords du réservoir ou dans ses profondeurs, des *moisissures*, des *animalcules* ou des *crustacés*.

Cela n'a pas lieu dans les temps froids , ni en été quand le ciel est couvert. Ainsi , dans le même bassin où j'avais recueilli pendant un jour de soleil des myriades de crustacés avec un seau, je n'en ai pas trouvé le lendemain par un temps sombre. Ces êtres vivants viennent par bandes à la surface quand il fait chaud, et se déplacent ou rentrent dans les profondeurs quand la température s'abaisse. C'est de cette manière qu'il faut expliquer l'intermittence de leur apparition dans les robinets de service correspondant à la partie inférieure des réservoirs.

Les *moisissures* se présentent sous forme d'écume jaunâtre ou noirâtre, mamelonnée. Elles flottent, et s'il pleut retombent au fond. Elles coulent aisément par le trop-plein d'eau, et se renouvellent avec rapidité.

Au microscope on voit qu'elles sont formées d'infusoires végétaux et animaux, de matières calcaires et de débris de crustacés. A un grossissement de 300 diamètres, on découvre des *navicules*, qui s'avancent dans le sens de leur longueur , des *paramécies*, qui s'agitent en tous sens , un autre infusoire en forme de bâtonnet, que je ne connais pas, et qui se meut dans son grand axe; des *anguillules* et d'autres infusoires couverts de poils, s'agitant avec grande vitesse ; puis des débris de crustacés, dont les dessins seront publiés plus tard.

Les animalcules et les êtres vivants qui peuplent ces eaux par myriades sont en telle quantité qu'on voit flotter dans quelques bassins de petits corps d'un blanc jaunâtre, gros comme des grains de semoule ou de gluten, dont la nature est difficile à reconnaître au premier abord. On dirait des algues adhérentes aux parois du bassin ; mais si l'on puise, comme je l'ai fait au Panthéon , avec une cuiller à potage , ou rue Saint-Victor avec un seau, on voit que toutes ces particules se meuvent d'un mouvement très-rapide et que ce sont des êtres animés. Toutefois, je le répète, ce n'est que par un temps chaud, et s'il fait soleil, qu'on observe ce que je viens de dire.

Au réservoir de la rue de Vaugirard et à Popincourt, il suffit quelquefois, mais cela n'arrive pas constamment, d'ouvrir un robinet de service pour soutirer avec l'eau du ménage une énorme quantité de ces animaux. C'est à ce point que les employés de ces réservoirs sont obligés de filtrer leur eau pour la rendre potable et pour l'employer au savonnage ou au lavage des légumes. Une fois, à Popincourt, j'ai retiré non pas de petits animalcules, mais d'énormes *crustacés* que j'ai recueillis et que je conserve dans de l'alcool.

Ces animalcules sont absolument semblables à ceux dont parle M. Guérard dans une note de sa thèse, et qu'on avait trouvés en 1842 dans le réservoir de Chaillot, après les plaintes des habitants de la rue de l'Arcade, qui voyaient sortir des robinets une eau fortement chargée d'animalcules. Le conseil de salubrité intervint, fit nettoyer les réservoirs de Chaillot, aujourd'hui abandonnés, ordonna de placer des filtres à la fontaine, et de cette façon arrêta les plaintes.

Ces animalcules, examinés à un grossissement de 50 diamètres, sont de petits crustacés du genre *Daphnis*, qui existent dans la Seine au mois d'août, qui se produisent et se détruisent très-rapidement dans les grandes chaleurs, lorsque l'eau est à découvert, stagnante, exposée à la lumière et au soleil. Ces petits crustacés acquièrent un volume assez considérable, ainsi qu'on peut le voir par ceux que j'ai trouvés dans l'eau du bassin de Charonne. Au microscope, les plus petits, qui sont transparents, laissent voir les merveilles de leur organisation compliquée, le tube digestif rempli d'une matière verte, le mouvement des yeux et du cœur, les agitations de leurs pattes et leurs luttes les uns avec les autres.

Je le répète, ces crustacés et ces moisissures n'existent que dans l'eau des réservoirs découverts, et, sans rien garantir à cet égard, je dis seulement que je n'en ai trouvé que là. S'il y en a dans les autres, ils sont beaucoup moins nombreux. Il en est un cependant, celui de l'Observatoire, dans les caves remplies d'eau d'Arcueil, où il n'y en a pas et où je n'en ai jamais rencontré.

2° *Des réservoirs.* — Deux principes opposés ont inspiré la construction des bassins destinés à l'emmagasinement des eaux, de Paris. Dans l'un l'eau est à découvert, exposée à la lumière, à l'action du soleil, qui l'élève de 20 à 35°, à la poussière, aux détritus végétaux tombés des arbres voisins, comme aux réservoirs Racine ; aux flocons de suie de houille, comme on le voit sur les bassins Racine, Vaugirard et Passy. Dans l'autre, au contraire, l'eau est couverte et enfermée plus ou moins complétement, garantie contre les immondices de l'extérieur et les influences lumineuses ou solaires du ciel. Tel est le cas des eaux d'Arcueil, à l'Observatoire et dans l'étage souterrain des réservoirs du Panthéon, des eaux de la Seine, sur trois des bassins de Passy et des eaux des Prés Saint-Gervais, sur deux des réservoirs Popincourt.

Eh bien, les eaux de Paris, tout en ayant une origine semblable, ont une composition différente, suivant qu'elles ont séjourné dans l'un ou dans l'autre de ces réservoirs. *Pure* ou presque *pure* dans les bassins abrités contre l'influence des agents extérieurs, elle est souvent remplie pendant l'été *d'algues et d'infusoires végétaux et animaux*, de *détritus organiques* décomposés par les grandes chaleurs, et *d'innombrables crustacés vivants* dans les réservoirs qui sont à découvert.

Dans les réservoirs fermés, elle n'est entièrement pure, limpide, fraîche et sans aucune production végétale ou animale, que dans le souterrain des réservoirs du Panthéon et de l'Observatoire. En été comme en hiver ses qualités sont toujours les mêmes, et c'est là le grand mérite des eaux d'Arcueil.

A Passy, les réservoirs fermés, récemment construits par M. Bellegrand, ne sont pas souterrains ; ils sont élevés de 8 à 10 mètres au-dessus du sol et forment deux étages ; la voûte qui les couvre n'a que 10 centimètres d'épaisseur, et l'eau de Seine qui s'y trouve, tout en étant meilleure que dans les bassins découverts, laisse encore à désirer. Il est certain qu'elle renferme beaucoup moins d'algues, d'infusoires et de crustacés que celle du bassin voisin, qui est ouvert ; mais il s'en forme quelquefois également en été. Elle est un peu louche au lieu d'être limpide ; enfin elle s'échauffe avec plus de facilité encore que dans les bassins découverts, faute d'évaporation.

Quand, après une journée de service, ce bassin est à moitié vide et qu'on y descend par l'escalier de fonte construit à cette intention, on est presque suffoqué par la chaleur, qui est celle d'une étuve. Dans quelques circonstances, ainsi que me l'a dit M. Mary, inspecteur général des eaux, à la chaleur que j'ai constatée se joint une odeur infecte due à la décomposition des matières végétales déposées sur les parois mises à sec par le retrait de l'eau, et soumises à une température qui hâte leur fermentation putride.

Toutefois, malgré cet inconvénient, il m'a semblé que l'eau de ce réservoir était préférable à celle des réservoirs voisins découverts. Je l'ai trouvée chaude, mais non altérée, et l'odeur infecte qui règne parfois dans ce bassin lui est étrangère et ne provient que des parois, inconvénient qu'on pourrait éviter avec des fumigations d'acide sulfureux.

Il est évident, en été du moins, que les eaux de Paris s'altèrent d'une façon inégale dans leurs réservoirs, et que celles qui sont emmagasinées à découvert sont moins bonnes que celles qui sont abritées contre l'air, la lumière et le soleil.

Parmi les eaux couvertes, celles qui sont en aqueduc et en réservoirs souterrains sont préférables aux autres que l'on garde en réservoirs couverts au-dessus du sol, sans voûte assez épaisse pour les protéger contre la chaleur.

Enfin, ainsi que cela résulte des renseignements qui m'ont été fournis, les bassins ne sont pas assez souvent mis complétement à sec pour être lavés, grattés et débarrassés de tous les germes d'infusoires végétaux et animaux qu'ils renferment.

Au moment où je parle, le bassin de Vaugirard n'a pas été vidé depuis le mois d'octobre dernier, c'est-à-dire depuis sept mois. L'opération est dispendieuse, m'a-t-on dit, mais je ne puis rien garantir à cet égard ; on ne la fait qu'une, deux ou quatre fois l'an, selon les réservoirs que j'ai visités. Il y a peut-être là quelque chose à faire. On trouverait sans doute dans un excès de propreté le moyen d'empêcher pendant la saison chaude l'altération des eaux par les végétaux et animaux infusoires dont les débris putréfiés par l'élévation de température peuvent être nuisibles.

Ce serait peut-être aussi l'occasion d'employer de temps à

autre, comme anti-putride, et pour s'opposer à la fermentation des matières végétales et animales incrustées dans les parois des bassins, les fumigations d'acide sulfureux que l'on emploie avec tant d'avantage pour la conservation du vin et de la bière en tonneaux, contre l'*oïdium* de la vigne et contre l'*achorion* de la teigne.

Il suffirait de fermer les bassins mis à sec et bien lavés avec une bâche sous laquelle on ferait brûler pendant une heure une suffisante quantité de fleur de soufre. L'opération ne serait ni bien dispendieuse ni bien difficile. Elle ne saurait nuire aux qualités de l'eau, et ce serait chose possible chaque fois qu'on mettrait les bassins à sec pour les nettoyer.

Influence sur la santé. — Après cette exposition des faits, il ne me reste plus qu'à parler des conséquences de l'altération des eaux de Paris pendant l'été, et sur la nécessité d'y remédier. Ainsi que l'a dit M. de Jussieu :

« La bonne qualité des eaux étant une des choses qui contribuent le plus à la santé des citoyens d'une ville, il n'y a rien à quoi les magistrats aient plus d'intérêt qu'à entretenir la salubrité de celles qui servent à la boisson commune des hommes et des animaux, et à remédier aux accidents par lesquels ces eaux pourraient être altérées, soit dans le lit des fontaines, des rivières et des ruisseaux où elles coulent, soit dans les lieux où sont conservées celles qu'on en dérive, soit enfin dans les puits d'où naissent les sources. » (De Jussieu, *Hist. de l'Acad. des sciences*, 1733, p. 351..)

Il me suffira, je pense, d'avoir établi le fait de l'altération possible des eaux dans leurs réservoirs par des matières végétales ou animales, pour faire pressentir l'influence que peut avoir ce mélange sur certaines affections des voies digestives observées à Paris pendant l'été et durant l'automne ; je n'insisterai pas sur ce point, qui sera peut-être de ma part l'objet d'une nouvelle communication. Je raconterai seulement ici un fait qui prouve l'avantage des eaux de source de Paris sur les eaux de rivière, trop faciles à s'altérer. Dans le quartier de Sèvres, où j'ai longtemps pratiqué comme médecin du bureau de bienfaisance, pendant l'été la diarrhée régnait souvent d'une façon presque épidémique. Beaucoup de médecins supprimaient alors l'usage de l'eau de Seine et envoyaient chercher de l'eau du puits artésien de Grenelle. Cela suffisait pour remettre les voies digestives en bon état.

Ce n'était que de l'eau pure remplaçant une eau altérée par l'addition de matières organiques en fermentation. Au reste, les eaux du puits de Grenelle ont encore une autre qualité qui les rend précieuses pour les habitants. Prises à la sortie du tuyau, elles sont ferrugineuses, colorent en jaune clair le cristal blanc qu'on y laisse séjourner pendant quelques jours, et le transforment en verre de Bohême safrané. Elles sont excellentes contre la chlorose, et par elles quantité de personnes ont été guéries de cette affection.

En résumé :

1° Si les eaux de Paris ne sont pas assez abondantes, elles sont de bonne qualité.

2° Les eaux d'Arcueil et du puits artésien s'altèrent moins que les eaux de l'Ourcq et de la Seine.

3° Certaines eaux s'altèrent rapidement en été par la formation rapide de *navicules*, d'*oscillaires*, de *paramécies*, d'*anguillules*, de *daphnis*, etc., dont les débris entrent en fermentation sous l'influence de la chaleur et des orages.

4° Les eaux qui s'altèrent par la décomposition de matières végétales et animales sont celles qui sont emmagasinées à découvert et qui reçoivent avec les impuretés de l'atmosphère l'influence de la chaleur et de la lumière solaire ou diffuse.

5° Ainsi que l'a déjà établi M. Guérard (1), les eaux dont on veut conserver la fraîcheur et la pureté doivent être recueillies dans des réservoirs fermés.

6° Il ne suffit pas d'abriter les réservoirs au moyen d'un toit, il faut les rendre souterrains, et s'ils sont au-dessus du sol, les recouvrir d'une voûte épaisse qui empêche leur échauffement par les rayons solaires.

7° Les réservoirs doivent être mis à sec, lavés et désinfectés au moins tous les mois pendant la saison chaude.

---

(1) Mémoire cité.

8° Dans l'état actuel , les bassins pourraient être recouverts d'une double voûte ; la première peu épaisse, au-dessus de l'eau, pour l'abriter de la lumière, de l'air et du soleil ; la seconde plus mince, distante d'un mètre, pour empêcher la première d'être échauffée par le soleil.

9° On peut obtenir la désinfection des réservoirs mis à sec en les couvrant d'une bâche en toile et en y brûlant du soufre, dont les vapeurs empêchent la fermentation des algues et des débris d'infusoires végétaux ou animaux.

10° Enfin, il serait heureux qu'à l'exemple de certaines localités, des galeries filtrantes ou des filtres pussent être placés dans tous les bassins de la ville.

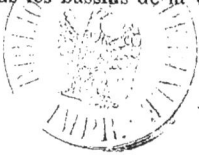

www.ingramcontent.com/pod-product-compliance
Lightning Source LLC
Chambersburg PA
CBHW060519200326
41520CB00017B/5099